LES ECZÉMATEUX

— AU —

Fayet-Saint-Gervais-les-Bains

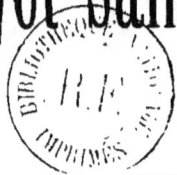

(Haute-Savoie)

—·—

Etude par le Docteur BASTIAN

Ancien Médecin
de la Marine et des Colonies
Médecin consultant au Fayet-Saint-Gervais

3ᴱ ÉDITION

PARIS

Au Siège de la Compagnie Générale d'Eaux Minérales et de Bains de Mer

13, Rue Taitbout, 13

—

1907

LES ECZÉMATEUX

— AU —

Fayet-Saint-Gervais-les-Bains

(Haute-Savoie)

Etude par le Docteur BASTIAN

Ancien Médecin
de la Marine et des Colonies
Médecin consultant au Fayet-Saint-Gervais

3ᴱ ÉDITION

PARIS

Au Siège de la Compagnie Générale d'Eaux Minérales et de Bains de Mer

13, Rue Taitbout, 13

—

1907

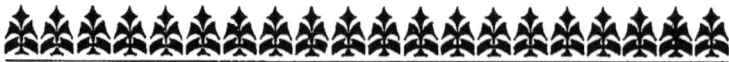

LES ECZÉMATEUX

— AU —

FAYET=SAINT=GERVAIS

I

A station thermo-minérale du Fayet-Saint-Gervais (Haute-Savoie), en dehors des cures d'air et d'altitude, est fréquentée aujourd'hui par les eczémateux qui viennent y chercher la guérison ou un soulagement à leurs maux, à leurs misères.

Sa réputation est de vieille date, et cette spécialisation s'est faite peu à peu, parce qu'un de nos plus éminents prédécesseurs, le Dr Billout, a pu écrire, et avec justes raisons, d'après de nombreuses observations recueillies pendant une pratique de plus de 18 ans, « que toujours, « au Fayet-Saint-Gervais, la guérison de l'eczéma est la « règle, et la non guérison une exception. » Ces faits ont été confirmés par le Dr Deligny, et tous deux ont pu signaler que nombre de baigneurs y viennent faire des cures de reconnaissance, disons mieux, de précaution, après avoir éprouvé par expérience l'efficacité des eaux.

Ce n'est pas cependant que l'on n'y ait soigné et avec succès d'autres dermatoses, des maladies de l'appareil digestif, des voies respiratoires, du larynx, de l'utérus, de la vessie, des reins, des maladies nerveuses, le rhumatisme chronique, la goutte surtout, qui fut la première maladie traitée au Fayet-Saint-Gervais; mais les plus beaux succès, les plus nombreux se sont affirmés sur l'eczéma, affection dont le nom ne peut plus être séparé de celui du Fayet-Saint-Gervais.

Cet aphorisme que la guérison est la règle et l'insuccès une exception, demande cependant une explication que nous trouverons dans l'étiologie de cette affection.

ETIOLOGIE. — En effet, l'étiologie des eczémas est encore assez obscure et discutée, pour que les causes les plus diverses aient été invoquées pour leur production, et toutes avec des arguments sérieux, souvent probants.

C'est ainsi que l'on a fait intervenir :

1º Des causes externes, les une d'ordre physique : lumière, chaleur, traumatismes ; d'autres d'ordre chimique : acides minéraux, sels à base de soude, de potasse, d'ammoniaque, nombre d'antiseptiques (ex. phénol, salol, iodoforme, sels mercuriels), les savons, essences, teintures, emplâtres onguents, chaux, plâtres, ciments, etc., etc.; d'autres encore d'ordre animal : venins, liquides et tissus d'autres animaux, des parasites (gale, poux). Ces influences eczématogènes produisent des eczématisations qui, en raison même de leur pathogénie évidente et de caractères cliniques spéciaux (forme et guérison rapide après élimination de la cause), ont été séparées, contre l'avis de l'école de Vienne, du groupe des eczémas proprement dits, pour former celui des dermatites artificielles. Mais elles sont assez souvent la cause occasionnelle d'eczémas plus ou moins rebelles, comme les eczémas professionnels, dont la pathogénie nous oblige alors à invoquer une prédisposition chez ceux qui en sont atteints, et qui ne sont qu'une minorité au milieu du grand nombre d'individus qui y sont exposés ;

2º Des intoxications venant du dehors, qu'elles soient médicamenteuses, alimentaires ou microbiennes. Elles produisent en général des lésions viscérales, des éruptions cutanées de diverses natures (érythèmes, urticaires, etc.), passagères, et aussi des eczémas si le terrain cutané, sur lequel elles évoluent, est prédisposé, c'est-à-dire réagit dans le sens eczéma plutôt que dans le plan de toute autre manifestation cutanée, chacun ayant un mode de réaction spécial contre les influences nocives ou modificatrices endogènes ou exogènes ;

3° Des causes internes provenant : *a*) de troubles fonctionnels (menstruation, dentition); *b*) d'ébranlements nerveux (émotions, chagrins, frayeurs); *c*) d'un état de nervosisme habituel ; *d*) de lésions viscérales (dyspepsies stomacales et intestinales, affections du foie, des reins et de l'utérus); *e*) de troubles de la nutrition (diabète, goutte, rhumatisme chronique, obésité). Il résulterait de ces diverses causes des intoxications et auto-intoxications qui, par défaut d'éliminations et rétention de produits normaux et anormaux, accumulés dans les tissus, et surtout le sang, constituent des alterations vicérales et humorales capables de retentir directement sur la peau, de modifier sa nutrition, ses sécrétions, son innervation, sa circulation, son fonctionnement. Mais la fréquence relativement considérable de ces intoxications et leur diversité même semble réclamer encore un terrain disposé pour l'évolution de l'eczéma, du moins dans certains cas ;

4° Enfin l'hérédité, en montrant que les eczémateux sont très souvent issus d'autres eczémateux, soit à la 1ʳᵉ ou à la 2ᵉ et 3ᵉ génération, lesquelles générations ont pu présenter des goutteux, des dyspeptiques, des rhumatisants, des lithiasiques, des hémorrhoïdaires, des asthmatiques, etc.

Sans entrer dans la discussion de cette étiologie complexe, sans rééditer les arguments des partis qui ont défendu et attaqué la prédominance des causes internes ou externes, auxquels sont venu se joindre les partisans du parasitisme microbien, nous pouvons dire qu'une seule cause unique ne saurait donner une explication satisfaisante de la pathogénie des eczémas.

S'il y a, en effet, des eczémas pour la production desquels une cause externe a paru suffire, sans qu'il soit possible d'incriminer ni hérédité, ni intoxication, ou auto-intoxication viscérale et diathésique, ce qu'a paru

confirmer la guérison par la seule intervention d'un traitement local, il n'est pas moins certain que, pour le plus
grand nombre d'entre eux, le traitement local reste insuf-
fisant, et qu'une médication interne générale doit intervenir. Il est non moins certain également que nombre
d'eczémas se développent sans cause occasionnelle appréciable, par le seul fait d'une cause interne qui a constitué un sol cutané favorable à l'éclosion et à l'évolution
de cette dermatose.

D'ailleurs est-il possible de comprendre que des causes occasionnelles de natures diverses, n'ayant pas une
identité d'action puissent déterminer une identité de lésions comme celles qui caractérisent le complexus ana-
tomo-clinique des eczémas (1), sans faire intervenir un
état constitutionnel, une prédisposition. Mais d'autre
part, comment expliquer que chez certains eczémateux
on ne trouve cette prédisposition diathésique qu'avec
une bonne volonté évidente?

Il est impossible de ne pas tenir compte de ces faits,
qui montrent que nos connaissances actuelles ne permettent pas d'apprécier dans tous les cas une prédisposition toujours simple et identique à elle-même chez les
eczémateux.

Néanmoins, l'observation clinique a montré que très
souvent les eczémateux sont ou ont été atteints de goutte,
rhumatisme chronique, diabète, migraines, névralgies,
dyspepsies, asthme, bronchite à répétitions, emphysème
pulmonaire, artério-sclérose, lithiases biliaires et réna-
les, pléthore abdominale, hémorroïdes, obésité, etc.,
etc., que leur eczéma alterne parfois avec un ou plusieurs
de ces états, que souvent ils sont issus de parents ayant
présenté des manifestations de ces maladies. Il n'y avait
qu'un pas à faire pour généraliser et faire de l'eczéma
une manifestation de la diathèse à laquelle ces manifestations se rattachent, diathèse complexe, qui a longtemps

(1) Identité quant au fond, malgré le polymorphisme apparent de
cette dermatose.

été et est encore appelée arthritisme. Quelque soit le sort réservé à cette appellation dans laquelle se confond déjà l'ancien herpétisme Bazin, et qui tend à être remplacée aujourd'hui par celle de nutrition retardée ou de ralentissement de la nutrition (Bouchard, Beneke), elle imprime à l'organisme un cachet de déchéance vitale et de vulnérabilité morbide. Elle est le résultat de causes dites internes ou de l'hérédité.

Acquise ou héréditaire, cette nutrition retardée est caractérisée par un défaut de désassimilation, un défaut de combustion des albuminoïdes, des éléments azotés qui produit des déchets normaux et anormaux, par insuffisance d'oxygénation, véritables scories qui encombrent l'économie, le torrent circulatoire, le tissu sanguin, les éléments cellulaires, par défaut d'élimination sécrétoire (urinaire surtout). Ils produisent des auto-intoxications qui frappent plus particulièrement tel organe, telle fonction, selon le degré de résistance de ces organes, selon la nature de l'agent toxique, et cela par un mode encore indéterminé.

Cependant il est logique de croire que ces agents toxiques peuvent influencer directement les éléments cellulaires dans certains cas. M. Huchard n'a-t-il pas montré que les intoxications par fermentation digestives, comme les toxines microbiennes venues du dehors, peuvent altérer directement l'endothélium des vaisseaux dans la genèse de l'artério-sclérose et des lésions valvulaires ?

Pourquoi ne modifieraient-ils pas directement ces éléments cellulaires dans leur composition, leurs réactions, de manière à rendre les tissus aptes à l'altération qui caractérise la manifestation diathésique, et la peau par conséquent prédisposée à l'eczéma.

Dans d'autres cas, ces mêmes toxines doivent agir par l'intermédiaire des éléments nerveux locaux qui tiennent sous leur dépendance une part des phénomènes complexes de la nutrition. Selon qu'elles auront influencé tel ou tel département de la peau, la lésion cutanée pourra affecter les variétés de formes les plus diverses, rester localisée ou se généraliser plus ou moins. Autrement dit, la prédisposition pourra être plus ou moins étendue à toute la peau ou à certaines régions seulement, ou même à certaines zones de différentes régions.

Enfin ces intoxications peuvent encore influencer uniquement les centres nerveux ou une portion des centres nerveux, qui réagissent à leur tour et sur le fonctionnement des organes et sur la nutrition des éléments cellulaires qu'ils commandent et régissent, et cela de différentes manières, selon le mode dont l'intoxication les aura impressionnés. Quand la peau aura été irritée ou qu'elle aura été modifiée par l'âge, etc., il se produira tantôt une dermatose, tantôt une autre. Ce dernier mode d'action par les centres nerveux semble être bien mis en relief par M. Brocq, qui a pu améliorer bien des dermatoses et des eczémas en particulier, par la révulsion sur la colonne vertébrale.

Il n'en reste pas moins qu'en dehors de ces eczémas diathésiques, il y en a d'autres qui, à la suite d'une cause occasionnelle banale, se développent sur des sujets sur lesquels l'appréciation de l'arthritisme sera plus que douteuse. Faut-il en faire des diathésiques quand même, ou ne vaut-il pas mieux invoquer une cause interne différente, laquelle par l'intervention de phénomènes nerveux, par voie détournée, aboutit au terrain cutané apte à une eczématisation? Il semble bien que ce soit ainsi qu'il faut comprendre les eczémas professionnels, qui frappent plus particulièrement, à défaut d'une prédisposition franchement arthritique, les surmenés physiques et moraux, les âgés, les débilités, les nerveux, et qui se traduisent plus que d'autres par une évolution particulière, la lichénification, manifestation fréquente de l'irritabilité nerveuse.

D'ailleurs l'action réflexe nerveuse est encore souvent invoquée, en dehors de toute auto-intoxication arthritique, ou peut-être concurremment avec une intoxication d'ordre différent dans les troubles fonctionnels cités comme facteurs d'eczémas, troubles de la menstruation (ménopause, dysménorrhée, troubles utérins, ébranlements nerveux, émotions vives, chagrins frayeurs), etc. (1).

Enfin, quelle que soit la pathogénie de l'aczéma, il intervient toujours dans son évolution une action nerveuse sur les vaso-moteurs des capillaires de la peau, qui se traduit par l'hyperémie d'abord, puis la congestion et l'œdème dermique, phénomènes initiaux, plus ou moins accusés, auxquels succède la vésiculation.

Cette influence manifeste de l'élément nerveux, dans la pathogénie, ne peut-elle expliquer l'identité des lésions anatomiques, en présence de causes si diverses et nombreuses, sans être obligé comme Unna et son école, d'invoquer un parasitisme spécial (morocoque)? Certes, cette infection expliquerait bien des faits; mais s'il était pathogonomonique, ce parasitisme devrait déterminer souvent, quand les surfaces eczémateuses sont étendues et gravement atteintes, des phénomènes d'infection générale : or, ils sont rares même dans l'eczéma aigu, et en dehors d'autres complications de microbes infectieux plus connus. Il devrait aussi s'affirmer par une contagion évidente. Si elle a pu être observée, elle a toujours été limitée, jusqu'à ce jour, à d'autres régions du même individu (atteint du cou et de la figure après les mains); il y aurait eu propagation sur un terrain déjà apte à cultiver le morocoque, et l'on n'a pas d'observation précise de contagion à un voisin sain. Avec ce parasitisme, il faudrait donc encore admettre une prédisposition à la culture : la diathèse.

Il ne s'affirme donc pas encore comme spécique. Au milieu des microorganismes qui pullulent à la surface des eczémas, à défaut d'inoculations probantes, de contagion bien établie, il paraît n'être qu'un épi phénomène, une complication sans caractères spéciaux, sans mani-

---

(1) Certes, ces eczémas devront être sévèrement contrôlés ; ceux qui en sont atteints ont l'habitude de rapporter tous leurs maux quels qu'ils soient, à une influence brusque (qui leur a tourné les sangs). Mais n'est-ce pas là le fait des débilités nerveux?

festations toxiques générales, tandis que nous voyons souvent l'eczéma se compliquer d'infections secondaires (eczéma impétigineux), et ces infections se généraliser pour déterminer des accidents viscéraux, comme l'a démontré M. Hutinel, surtout chez les enfants, pour le bacille de Koch et le staphylocoque.

En résumé, les auto-intoxications qui caractérisent les maladies par ralentissement de la nutrition, et constituent ce qu'on appelle l'arthritisme, déterminent une vulnérabilité morbide spéciale qui, pour la peau, forme une prédisposition à certaines dermatoses.

L'eczéma peut se développer par le seul fait de ces auto-intoxications, ou sous l'influence de causes occasionnelles quelconques. Il est probable que l'élément nerveux intervient souvent, sinon toujours, dans la pathogénie de cette éruption, et lui donne des caractères d'évolution et d'irritabilité en rapport avec l'intensité de l'intoxication produite.

Conclusions. — De même qu'en présence de causes en apparence identiques, un malade réagit au niveau du revêtement cutané, tantôt dans le sens eczéma, tantôt dans le sens d'une autre dermatose, de même on a constaté, depuis longtemps, que les eczémateux ne réagissent pas tous d'une manière analogue, ni aux influences extérieures (traumatismes et applications médicamenteuses, etc.), ni à l'égard des influences internes (régimes, médications, etc.). Si tous paraissent tirer bénéfice d'un régime approprié et de médications éliminatrices, agissant sur la diurèse, les fonctions hépathiques et la nutrition en général, il n'en est plus de même lorsqu'il s'agit des traitements locaux : les uns s'accommodent très bien de médicaments substitutifs, modificateurs, réducteurs, tels que sulfureux, substances empyreumatiques cautérisantes, la balnéation, etc.; mais beaucoup d'autres s'en irritent et préfèrent les émollients, les topiques doux, les poudres inertes, les sédatifs, qui, par une action pour ainsi dire antiphlogestique, diminuent l'irritation, la congestion de la peau, pour permettre ensuite l'application de substances actives.

Que ce soit le fait de la nature propre de la lésion cutanée, ou bien le résultat d'un état général spécial irritable, névrosé, les eczémas peuvent se diviser en deux grandes classes : les atones, les torpides, qui ont besoin d'excitants ; les irritables, les subaigus, les prurigineux, qui ont besoin de sédation.

C'est ces derniers qui sont justiciables du Fayet-Saint-Gervais, parce qu'ils trouvent dans les eaux le topique utile, émollient et calmant (1) et dans le climat spécial de la station le sédatif nerveux nécessaire. C'est la guérison de ces derniers qui est la règle.

Cependant, tout eczémateux, en arrivant au Fayet-Saint-Gervais, devra être soumis à un examen minutieux, approfondi, pour déterminer les circonstances pathogéniques de son affection et les indications thérapeutiques qui en découlent. Cet examen nécessite de la part du malade une grande confiance, des réponses précises, et de la part du médecin des connaissances étendues, non pas seulement en dermatologie, mais encore dans toutes les branches de la médecine. La spécialisation, comme l'a bien mis en relief M. Gaucher, ne saurait être sérieuse sans connaissances générales approfondies.

La cure thermale proprement dite devra être formulée et surveillée selon chaque cas particulier, nécessitant souvent des modifications, voire des interruptions et des moyens adjuvants, car elle ne doit pas envisager seulement les résultats à obtenir au point de vue des symptômes objectifs des lésions eczémateuses, mais aussi les lésions viscérales concomitantes, les troubles fonctionnels, etc., indices d'un état général dont l'éruption peut n'être que la manifestation sur le lieu de la moindre résistance. Cette éruption peut être le résultat d'un phéno-

---

(1) Cela est si vrai que des eczémas ne pouvant supporter aucune balnéation antérieure, supportent presque toujours les bains du Fayet-Saint-Gervais.

mène réflexe dont la cause est ailleurs, ou même une action résolutive ou substitutive d'une lésion viscérale qui demandera des soins parallèles ou des ménagements.

La lésion cutanée pourra quelquefois disparaître, s'effacer assez rapidement, tandis que d'autres fois elle résistera un temps plus ou moins long. Mais si l'état général diathésique s'améliore, si les lésions concomitantes se réparent, si l'état nerveux se calme, il n'y aura pas lieu de s'inquiéter de la persistance de l'éruption. Le médecin pourra rassurer son malade, lui montrer les progrès et soutenir sa foi chancelante.

C'est peut-être dans cette amélioration de l'état général qu'il faut voir l'explication de ce qu'on appelle les effets *continuateurs* de la cure. On a constaté souvent, en effet, que les baigneurs partaient désespérés et mécontents après une cure normale, et étaient tout étonnés de voir leur éruption disparaître insensiblement et toute seule, sans autre traitement, un mois, et quelquefois plus, après leur retour chez eux. Ils n'avaient eu pour objectif que l'affection cutanée seule, ne pouvant se rendre compte qu'elle était sous la dépendance d'un état général qui s'est amélioré et maintenu amélioré.

II

Pathologie. — Pour établir le traitement d'un eczémateux, il ne suffit pas de se rendre compte de la pathogénie de son affection, il faut encore connaître les symptômes objectifs de cette dernière, ses différentes formes, son évolution.

Nous empruntons à M. le professeur Gaucher sa définition de l'eczéma, plus large que celle de Hardy (qui fut le grand partisan du Fayet-Saint-Gervais), et laquelle s'applique surtout à l'eczéma aigu :

« C'est une dermatose superficielle, inflammatoire, caractérisée par la rougeur congestive, de la tuméfaction, de la cuisson, avec développement de vésicules (lésion élémentaire essentielle plus ou moins fugace) petites, acuminées ou confluentes, de durée plus ou moins courte, dont la rupture donne lieu à un écoulement de liquide transparent, visqueux, se coagulant rapidement sous forme de croûtes, auxquelles succèdent des squames lamelleuses, furfuracées, puis un épaississement progressif avec induration du derme ».

L'eczéma peut être aigu ou chronique.

Aigu, il n'est le plus souvent qu'un début de la forme chronique, et présente trois périodes dans son évolution :

1° Congestion et vésiculation ;

2° Suintemement et croûtes. Cette période peut venir très vite ou s'établir d'emblée, ou manquer presque complètement ;

3° Desquamation plus ou moins répétée.

Les symptômes généraux sont rares, très fugaces, inconstants. Quelquefois il y a infections secondaires (ganglions, furoncles, impétigo, etc.).

La forme chronique peut succéder à l'eczéma aigu : l'éruption continue et s'accompagne d'induration de la peau, de sclérose du derme. Le plus souvent chronique d'emblée, cet eczéma est caractérisé surtout par la prédominance de l'inflammation conjonctive sur la congestion vasculaire. Il ne présente pas de réaction générale, mais rougeur moins vive que celle de l'eczéma aigu, tuméfaction et tensions moindres, prurit, démangeaison intense exaspérée par la chaleur, certains aliments, les boissons excitantes.

Le caractère essentiel de son évolution irrégulière et variable est constitué par des poussées successives plus ou moins suintantes, avec induration, épaississement, fendillement, excoriations, gerçures, ou presque sans suintement, mais épaississement vésiculo-papuleux et desquammation après résorption des vésicules. Il est alors sec et prurigineux, ou bien encore présente des surfaces rouges, lisses, à squasmes fines successives, ou quelques squasmes éphémères discrètes (eczéma rubrum).

L'eczéma présente quelques variétés morphologiques : nummulaire (Devergie-Bazin), folliculorum (Morris) Unna), fendillé, craquelé (Hardy), cannelé (Brocq).

Il peut confiner aux dermatoses ordinaires: impétigineux, surtout chez les enfants et lymphatiques ; lichénoïde, formé de papules qui ne seraient que des vésicules avortées et indurées à la suite de prurit nerveux et de grattage, ou mieux une exagération de sillons normaux avec clérose des parties intermédiaires, des papilles ; psoriasiforme, présentant de légères lamelles un peu molles, sous lesquelles on retrouve un léger suintement.

Enfin, l'eczéma offre de nombreuses variétés régionales :

Tête (capitis) — suintant, impétigineux ou sec ;

Barbe et sourcils — pilaire simple ou sycssiforme ;

Lèvre — orbiculaire et éléphantiasique ;

Narines — provoqué souvent par rhinites ;

Paupières — avec blépharo-conjonctivites et kératites ;

Oreilles — variétés nombreuses (pavillon et conduit externe) ;

Sein — ombilic — anus, parties génitales, plis articulaires ;

Mains — pieds — ongles ;

Muqueuses (glossistes).

A cette très courte énumération, nous devons joindre une variété spéciale dite eczéma séborrhéique qui, entrée il y a quelques années dans le groupe, s'en sépare nettement de nouveau. Différent par ses lésions élémentaires, ses formes cliniques, son évolution, il reconnaît souvent une étiologie analogue, et l'éruption est modifiée par les troubles de la sécrétion sébacée, dépendant elle-même tantôt d'une modification chimique de cette sécrétion, tantôt d'infection microbienne, tantôt de troubles nerveux et d'hypersécrétion. Il n'en sera pas moins justiciable du Fayet-Saint-Gervais par son étiologie, les phénomènes nerveux qui l'accompagnent et les eczématisations qui le compliquent si souvent.

III

Par quelles ressoures thérapeutiques les eaux du Fayet-Saint-Gervais peuvent-elles guérir l'eczémateux? Pour répondre à cette question, nous devons examiner la nature de ces eaux.

Les Eaux du Fayet-Saint-Gervais. — Il existe au Fayet-Saint-Gervais trois sources principales, émergeant de fissures dans les roches (quartzites) du fond du parc. La source de Mey, la source Gontard, la source du Torrent, avec un débit respectif de 30,200, et 25 litres à la minute, et des températures invariables de 38°, 39° et 40°.

Des analyses faites par divers éminents chimistes à des époques différents ont montré deux faits importants :

1° La constance de la température et de la composition minérale ;

2° L'identité de composition chimique des trois sources, avec cette différence importante que les sources de Mey et Gontard, qui confinent, présentent des traces très fugaces d'hydrogène sulfuré, tandis que celle du Torrent est réellement sulfureuse avec des doses appréciables d'hydrogène sulfuré.

Ce fait présente une importante capitale dans l'utilisation des éaux, le médecin ayant à sa disposition des eaux à principes définis dans les trois sources, auxquels vient s'ajouter un élément nouveau dans l'une d'elles.

Voici le tableau des analyses de M. Wilm, l'éminent chimiste de Lille :

PRINCIPES MINÉRALISATEURS	Source GONTARD	Source DE MEY	Source DU TORRENT
Acide carbonique des bicarbonates (CO²)	0ᵍ 1525	0ᵍ 1408	0ᵍ 1490
Acide carbonique libre..............	0.0505	0.0504	0.0506
Hydrogène sulfuré libre.............	néant	néant	0.0049
Carbonate de Calcium..............	0.1715	0.1555	0.1677
Carbonate de magnésium............	0.0015	0.0038	0.0014
Silicate de magnésium (SIO³ Mg).....	0.0237	0.0605	0.0298
Silice en excès.....................	0.0279	0.0081	0.0277
Sulfate de sodium..................	1.7150	1.7732	1.7184
— de potassium................	0.1070	0.1088	0 1166
— de lithium.................	0.0770	0.0748	0.0715
— de calcium	0.9017	0.9577	0.9321
— de magnésium.............	0.1194	0.0695	0.1267
Chlorure de sodium................	1.7198	1.7530	1.7509
Bromure de sodium.....	0.0361	0.0369	0.0407
Iodure de sodium..................	traces	traces	traces
Total des matières fixées par litre...	4 8997	5.0018	4.9835
Poids du résidu observé..............	4.8919	4.9960	4.9888

CONTROLE DE L'ANALYSE

Résidu converti en sulfates observé..	5ᵍ 3178	5ᵍ 4712	5ᵍ 4272
— — — calculé...	5.3377	5.4702	5.4298
Alcalinité observée..................	0.1940	0.2141	0.1919
Alcalinité d'après le groupement.....	0.1931	0.2161	0.1952

ON A POUR LES CARBONATES A L'ÉTAT DE BICARBONATES :

Bicarbonate de calcium..............	0ᵍ 2470	0ᵍ 2239	0ᵍ 2405
Bicarbonate de magnésium...........	0.0028	0.0057	0.0022

Depuis 1892, ces résultats analytiques ont été vérifiés par notre confrère le Dr Guéridaud, contrôlés eux-mêmes par M. A. Carnot, de l'Ecole des Mines.

La constitution chimique de telles eaux explique la difficulté de les faire rentrer dans le cadre précis d'une classification : tantôt elles ont été classées parmi les sulfureuses (salines sulfureuses, Dr Billout), tantôt parmi les sulfatées sodiques, puis dans les chlorurées sodiques sulfureuses (Durand-Fardel), tantôt parmi les sulfatées qui caractérisent la médication calcique (Delfau).

Nous serions donc tentés d'en faire un groupe à part unique.

Leur caractéristique est de renfermer:

1° Des bases alcalines ou alcalino-terreuses en quantités importantes : soude, chaux, potasse, magnésie, lithine ;

2° Des acides (sulfurique, chlorhydrique, carbonique, bromhydrique), que les considérations théoriques sur la manière dont les corps sont groupés chimiquement nous permettent de supposer former avec ces bases des sulfates, des chlorures, des bromures, des carbonates.

L'ordre de prédominance de ce groupement en fait des eaux sulfatées et chlorurées, sodiques et calciques, lithinées et bromurees.

Si elles renferment un élément important de bromuration qui les met en parallèle avec Bourbonne, Salins, Kreutznach, elles sont aussi les plus lithinées des eaux minérales connues. Leur richesse en lithine, 29,3 milligrammes par litre, les met comme celles de Santenay (29), au-dessus de Kreutznach (13,5), de Royat (12), de Châtel-Guyon (9,6), de Kissingen (8,9).

Outre le bromure et la lithine, elles renferment une quantité importante d'acide carbonique libre et d'azote dont elles laissent dégager à leur point d'émergence des bulles en quantité.

La station du Fayet-Saint-Gervais possède encore d'autres ressources accessoires constituées par une source froide magnésienne, qui pourra être utilisée dans certains cas spéciaux.

Effets physiclogiques. — Nous ne chercherons pas à tirer des déductions théoriques en faveur de nos eaux, des principales propriétés des sels minéralisateurs qu'elles renferment, propriétés d'ailleurs discutables et dont l'action, malgré de faibles doses, peut-être accrue ou modifiée ou intervertie par des qualités électro-dynamiques inconnues, des états naissants que nous ignorons. Reposant sur des bases aussi fragiles, cette discussion n'aurait aucune valeur. Seule la présence de l'acide carbonique libre nous indique les propriétés de stimulation de la digestion, d'excitation des contractions intestinales et de la nutrition, et celle de la lithine, en raison de l'importance de sa dose, attribue à ces eaux une action dissolvante manifeste des principes ou composés uratiques qui caractérisent la diathèse arthritique, et aussi une action diurétique. Ces propriétés de la lithine, ad-

mises généralement, ont été mises en relief par Garrod, qui en a fait le spécifique de la goutte.

Nous nous mettrons sur le terrain des faits, ce qui a une autre portée, et cela sans nous interdire d'en tirer des conclusions plausibles que pourra contrôler l'expérience clinique.

Contenant environ cinq grammes de principes minéralisateurs par litre, ces eaux sont limpides, incolores, d'une odeur légèrement sulfureuse, d'une saveur saline non désagréable. Elles se digèrent très facilement, surtout chaudes et à jeun, donnent au toucher une sensation onctueuse, et constituent un topique très doux, ne déterminant aucune irritation de la surface eczématique. Ont-elles une action radio-active ? C'est probable.

Boissons. — Prises en boisson, elles ont deux effets hors de doute : laxatif et diurétique.

« Elles sont laxatives ou diurétiques, dit le Dr Billout, et ces propriétés appartiennent aux deux eaux, saline et sulfureuse, mais avec des conditions particulières qui fournissent des indications spéciales à la thérapeutique ». Il ne faudrait pas croire cependant que l'effet laxatif soit obtenu d'emblée ; il faut encore une certaine habitude dans l'administration pour le faire naître : doses fractionnées, comme s'il fallait que l'intestin en soit longtemps imprégné. Si on voit, du reste, des baigneurs pour lesquels de très faibles quantités suffisent, il en est d'autres, surtout les pléthoriques atones, qui offrent une certaine résistance, laquelle demandera pour être vaincue une persistance et une augmentation graduelle des doses fractionnées pendant 3 ou 4 jours, à moins qu'un premier ébranlement n'ait été provoqué par 10 à 15 grammes de sulfate de soude ajoutés au premier verre ; le premier effet produit se prolongera sans secousses, sans gêne par l'absorption journalière de l'eau saline.

L'effet diurétique s'obtient bien plus facilement par l'emploi de l'eau à doses massives à jeun, comme le fe-

rait une eau quelconque. Elle agit, dans ce cas, par augmentation de la pression sanguine. Mais il y a plus,
avec des doses minimes et fractionnées qui n'auront pas
déterminé l'effet laxatif, il y a une diurèse évidente de
constatation facile par la mesure des urines conservées.
Cette diurèse ne peut plus être attribuée qu'à l'action des
sels absorbés, soit sur le filtre rénal lui-même, soit sur
la composition du sang, rendu plus fluide, plus dyali-
sable, ou à leur action plus intime dans les tissus eux-
mêmes, action de nutrition directe ou soumise à l'influence des centres nerveux, rendant les matériaux de
déchets plus aptes à être éliminés ou modifiés, de telle
sorte qu'ils puissent être diurétiques eux-mêmes (urée et
diurétiques hépatiques),

Les effets des eaux du Fayet-Saint-Gervais ne se bor-
nent donc pas à deux faits banals : diurèse et légère pur-
gation, elles sont encore éliminatrices des produits toxiques, ou mieux des produits de déchets incomplètement
comburés qui caractérisent les urines des diathésiques,
et encombrent le tissu sanguin et tous les tissus de l'é-
conomie en y apportant des troubles de fonction et de
nutrition. Elles favorisent les phénomènes de la nutrition, assimilation et désassimilation, pour éviter la re-
production de ces déchets toxiques.

En effet, de fréquentes analyses d'urines nous ont
permis de constater chez les diathésiques avérés, pendant le cours d'une cure, que :

1° L'urée augmente constamment ;

2° Les chlorures augmentent au début pour baisser
ensuite lentement ;

3° L'acide urique augmente quelquefois légèrement
pendant les premiers jours pour redescendre ensuite à
un taux se rapprochant de la normale, ou bien diminue
de suite ;

4° Les phosphates ne semblent pas subir de variations
fixes et appréciables ;

5° Les sédiments, qu'ils soient formés d'urates, d'oxa-
lates, diminuent et disparaissent peu à peu ;

6° La coloration de l'urine s'affaiblit dans une propor-
tion qui n'est pas en rapport avec l'urination, et. que
peut seule expliquer la diminution des principes colo-
rants eux-mêmes. Leur limpidité devient rapidement
très grande ;

7° L'acidité totale diminue toujours, souvent dans des
proportions considérables, et cela après avoir subi souvent une augmentation momentanée pouvant aller du
simple au triple, et dans d'autres cas lentement et pro-
gressivement ;

8° Il est constant de voir dans la station, dès les premiers jours de la cure, et en dehors de tout effet laxatif,
une augmentation de l'appétit des baigneurs, une puis-
sance digestive plus considérable, à laquelle les sels de
soude, les chlorures, le bromure journellement ingérés
ne sont pas étrangers, si nous tenons compte des ensei-
gnements de Gubler et de Potain.

Les dyspeptiques, les gros mangeurs à digestion len-
tes, avec pyrosis fréquent, voient diminuer la durée de
la digestion, les phénomènes congestifs et spasmodiques
qui l'accompagnent. C'est que l'eau agit à l'égard des
hypersthéniques non pas comme les solutions chlorurées en général, mais plutôt comme un sérum pysiologi-
que, grâce à sa faible minéralisation en chlorures. Vis-à-
vis des hyperchlorhydriques, elle est tempérante par action sédative et régularisation des fonctions sécrétoires
glandulaires. Mais elle reprend ses droits d'eau chlo-
rurée chez les hyposthéniques; elle provoque alors une
légère excitation des sécrétions stomacales avec un peu
de chlorhydrie, par la présence des chlorures et sulfates
sodiques, même en faible quantité.

Ces eaux ont une action un peu analogue à celles des
eaux de Carlsbad, dont les affinités avec Le Fayet-
Saint-Gervais ont été mises en relief autrefois, et où la
présence des carbonates de chaux, de soude, s'allie à de
faibles doses de chlorures et de sulfates sodiques.

Les eaux du Fayet-Saint-Gervais, en boisson, sont
donc :

Laxatives, diurétiques, éliminatrices des toxines et scories qui produisent les auto-intoxications, et aussi eupeptiques ; elles favorisent les phénomènes intimes de la nutrition, les rendent normaux.

Bains. — L'administration de l'eau en boisson ne constitue pas le seul élément de la cure thermale, et malgré son importance la pratique des bains, douches diverses, pulvérisations, a une importance non moins grande.

Nous avons déjà dit que ces eaux constituent un topique très doux, onctueux, ne déterminant aucune irritatation de la surface eczématique, même suintante.

Par leur température naturelle, et certaines pratiques qui n'altèrent en rien leur composition, elles peuvent constituer des bains chauds ou tempérés, qui sont nettement caractérisés et différenciés l'un de l'autre par l'action respective qu'ils exercent sur la chaleur animale. « Dans le bain tempéré, il y a impression thermique se traduisant par une sensation de fraîcheur agréable sans aller jusqu'au frisson, et toujours sédation de la chaleur centrale du corps, qu'il produit de suite et dans tous les cas. Dans le bain chaud, il y a impression de chaleur et élévation de la température centrale dans tous les cas. — Delfau ». — Le premier est calmant du système nerveux, le second excitant.

En dehors de cette action générale sur la circulation et la chaleur animale, action réflexe sous l'influence des vaso-moteurs cutanés, les bains produisent également un effet local sur l'hyperémie et la congestion de la lésion cutanée, calmante dans les bains tempérés et excitante momentanément pour amener une sédation ultérieure dans les bains chauds, selon la durée du bain.

Si j'ai insisté sur ces effets de température communs à tous les bains, simples ou minéralisés, c'est qu'on ne saurait donner un degré de température invariable pour les bains chauds ou tempérés : il est établi que les dispositions individuelles, la nature et la minéralisation de l'eau, le climat, la saison, l'atmosphère font varier les températures auxquelles un même sujet, et à plus forte raison des sujets différents, trouvent le bain chaud, tempéré ou froid. Cette appréciation thermique est limitée à la sensation qu'y éprouve le baigneur. Et cela explique qu'un bain au Fayet-Saint-Gervais, à une température fixe, est trouvé chaud un jour, plus que frais un autre, suivant que le baigneur sort de l'immobilité ou vient de faire un exercice.

Sans tenir compte des effets de la température, il semble bien ressortir de l'observation clinique que les eaux du Fayet-Saint-Gervais, par leur nature et leur minéralisation, possèdent des propriétés particulières. Mais expliquer par quel mécanisme peut s'effectuer cette action est bien difficile. Y a-t-il impression spéciale produite sur les papilles nerveuses terminales de la peau, qui, transmise aux centres de la vie végétative, produit des effets en rapport avec les sels minéralisateurs ? Devons-nous invoquer un état électrique, quelque difficile qu'en soit la constatation ?

Nous ne pouvons rééditer ici la discussion des théories émises par Scoutetten, Baumgartner, Lambron, Daudirac, Onimus, Garrigou, Eygasse et Guyenot, etc., etc., mais il nous paraît certain que les eaux thermo-minérales du Fayet-Saint-Gervais présentent des phénomènes électriques qui peuvent contribuer à l'influence générale des bains, et donner aux éléments minéralisateurs des propriétés insoupçonnées (action électrolytique).

Quoi qu'il en soit de la théorie, les bains au Fayet-Saint-Gervais sont nettement calmants et sédatifs. L'expérience nous montre tous les jours des nerveux irritables éprouver un calme bienfaisant au bout de peu de bains, et jouir d'un sommeil réparateur qu'ils ne connaissaient plus depuis longtemps. Mais il faut remarquer que ces effets sédatifs n'existent réellement que pour les bains de courte durée. Prolongés au-delà de certaines limites, variables pour chaque sujet, ils produisent quelquefois une excitation générale appréciable.

De même, localement, sur l'eczéma, les eaux ont un effet lénitif, calmant, sédatif directement, sans intermédiaire d'action substitutive, c'est-à-dire sans la poussée que l'on recherche souvent ailleurs, et qui là serait inutile, sinon nuisible (Deligny). Cette action sédative peut être la conséquence de la très légère sulfuratiou ajoutée à l'influence de la température et de l'acide carbonique libre et de l'azote, ou bien à un état sulfureux naissant par décomposition des sulfates en présence des matières organiques de la lésion. En tous cas, si l'impression est trop prolongée, l'effet calmant est remplacé par une excitation qui peut être le résultat de l'action tardive des chlorures salins. Il y a donc nécessité de surveiller cette influence des eaux sur les états locaux.

D'autre part, la source Gontard, par son abondance, se prête à la pratique des diverses variétés de douches thermo-minérales : nasales, pharyngiennes, rectales, anales, locales, généralisées. Sans entrer dans la discussion des effets variés des douches, selon leur température, la pression, la direction, la forme, la surface frappée, la composition de l'eau, toutes questions du ressort de la thérapeutique hydrologique ordinaire, nous pouvons dire que les douches, en développant par la dispersion de l'eau les gaz et vapeurs qu'elle renferme (acide carbonique, hydrogène sulfuré et azote), favorisent l'absorption pulmonaire de ces gaz et vapeurs et augmentent les effets sédatifs et calmants des eaux. Les effets généraux des douches sont révulsifs et résolutifs, ou toniques et reconstituants.

On emploie aussi les pulvérisations d'eau saline ou sulfureuse, avec grand profit pour certains eczémas très irritables, et avec une expérience favorable cette pratique tend à se généraliser de plus en plus.

Effets thérapeutiques. — Quelles conséquences pouvons-nous tirer des faits ci-dessus exposés, concernant les propriétés thérapeutiques des eaux du Fayet-Saint-Gervais, sans nous laisser entraîner trop loin par de déductions logiques?

1º Par ses effets laxatifs et eupeptiques, l'eau du Fayet-Saint-Gervais agit directement sur les fermentations intestinales, élimine les toxines qui en résultent et entrave leur résorption. Par action réflexe ou directe sur les sécrétions bilaires et pancréatiques, elle rend la chymification plus aseptique, plus assimilable ; par son action sur les glandes gastro-intestinales, elle combat la dyspepsie et favorise donc la nutrition, toutes conditions très favorables aux eczémateux. Ces résultats déterminent la décongestion des organes abdominaux, en diminuant la tension de la veine-porte, et combattent la pléthore abdominale. Cet effet est parfaitement accusé par la disparition des hémorrhoïdes, la diminution de leur turgescence, de leur état congestif symptomatique, que présentent en grand nombre les baigneurs du Fayet-Saint-Gervais. Ce fait se produit constamment, au grand étonnement de certains qui n'étaient pas venus pour y guérir cette infirmité et qui n'avaient qu'une vague idée de ses relations fréquentes, sinon étroites, aussi bien que la constipation, avec leur eczéma.

Cette vertu antipléthorique avait été bien mise en relief par le Dr Billout, mais sans insister suffisamment sur l'influence qu'on a attribuée à la présence de l'acide carbonique libre pour la produire.

Cette pléthore est un état complexe qui se traduit par de la paresse musculaire, un développement anormal du système veineux abdominal, une disposition particulière aux douleurs musculaires et articulaires vagues, une tendance à l'obésité et enfin des hémorrhoïdes et de la constipation. Le traitement externe intervient aussi pour la combattre par des douches, des massages, des bains, selon l'état d'éréthisme nerveux qui l'accompagne souvent ;

2º Par ses effets diurétiques, éliminateurs et modificateurs de la nutrition, l'eau du Fayet-Saint-Gervais décharge l'économie d'une grande quantité de produits : acide urique, urate et oxalate de chaux, chlorures, leucine, thyrosine, xanthine, hypoxanthine, etc., qui sont regardés comme des résultats d'oxydations incomplètes, d'une nutrition viciée, et aussi comme facteurs importants des auto-intoxications, soit par leur influence directe sur les éléments cellulaires, soit par influence indirecte par l'intermédiaire du système nerveux.

Ces eaux prises en boissons feront une sorte de lavage qui, débarrassant le sang et tous les tissus qu'il imprègne et nourrit, des déchets anormaux, lui permettra également de restituer aux éléments cellulaires nerveux et autres les principes nutritifs nécessaires à leur régénération. Ce lavage combattra directement les causes principales de la prédisposition à l'eczéma, qu'elle soit le résultat d'une auto-intoxication directe ou indirecte par l'intermédiaire du système nerveux intoxiqué lui-même.

Les progrès de la biologie semblent nous montrer, en effet, aujourd'hui que les urines sont, pour ainsi dire, l'image de la composition même de nos éléments cellulaires. Dans les maladies de la nutrition, le ralentissement s'accuserait toujours par de l'hyperacidité et une surminéralisation qu'accuseraient les urines fortement chargées en sels ou chlorures, en acide urique, qui en augmenteraient l'acidité totale (Graube).

3º Par l'effet calmant et sédatif de leurs bains, les eaux combattront activement l'irritabilité nerveuse de la plupart des diathésiques, des eczémateux en particulier, leur rendant le sommeil nécessaire à une bonne réparation, à une nutrition plus complète. Elles modifieront aussi avantageusement les surfaces cutanées malades et diminueront l'éréthisme local.

IV

Traitement thermal de l'eczémateux.— Nous n'aurons guère à nous poser ici la question de savoir s'il faut traiter tous les eczémateux, puisque tous nos malades auront été adressés à la station dans ce but. Il est bon cependant de dire deux mots à ce sujet. Nous pouvons admettre, d'après M. Brocq, qu'en traitant trop énergiquement un eczéma chez des vieillards, des arthritiques invétérés, des goutteux, des Brightiques, on peut déterminer l'apparition de congestions graves ou réveiller des manifestations alternantes, et qu'il faudra les traiter avec ménagements et surveillance. Nous concluons avec M. le Dʳ Thibierge que si quelquefois les manifestations cutanées ne doivent pas être guéries, au moins rapidement, elles doivent toujours être traitées, parce que l'abstension de tout traitement peut être aussi nuisible et déplorable. Car les lésions cutanées graves et étendues entraînent un affaiblissement de l'état général, en raison des importantes fonctions de la peau comme agent de respiration, de sécrétion, de sensibilité, de protection, de régularisation de la chaleur animale.

Cela vient confirmer que la formule du traitement thermal des eczémateux ne peut être uniforme, puisque les uns pourront être traités sans restrictions, les autres avec ménagements. D'autre part, on ne peut soigner un eczéma suintant comme un eczéma sec lichénoïde, un eczéma aigu comme un eczéma chronique, un eczéma vésiculeux comme une séborrhéide. Il y a donc diverses conditions dont il faudra tenir compte : l'âge, la forme de l'affection, sa phase d'évolution, son siège, l'état général (degré de diathèse acquise ou héréditaire), les lésions viscérales concomitantes.

Rien d'étonnant que ne pouvant apprécier ces diverses conditions, tant de malades n'obtiennent aucun résultat et quelquefois même de mauvais résultats, quand, guidés par leurs seules lectures, l'exemple du voisin ou le souvenir d'une cure antérieure, ils font un traitement en aveugles, ne pouvant tenir compte des modifications que subissent leur affection et leur état général, ni pendant leur séjour, ni dans l'intervalle de deux cures, et encore moins des indications nouvelles qui en résultent.

Si le traitement des eczémateux ne comporte pas une formule uniforme, c'est surtout vrai pour le traitement local, qui a une grande importance, puisqu'il est prouvé que des eczémas peuvent guérir par lui seul ou à peu près, quoiqu'il n'ait pas toujours été tenu un compte exact des circonstances qui ont pu faire modifier plus ou moins l'alimentation, l'hygiène, les lésions concomitantes.

Au Fayet-Saint-Gervais, il est vrai, ce ne sont pas des eczémateux de ce genre que nous aurons à traiter, puisqu'on n'y voit guère que des cas de lésions invétérées ayant résisté aux diverses médications ordinaires (et par conséquent greffés sur une diathèse acquise ou héréditaire manifeste) et pour lesquels le traitement interne a une importance de premier ordre. C'est cette sélection qui a permis de dire au Dr Billout que la guérison de l'eczéma y était de règle, parce que l'action des eaux s'adressait à la prédisposition. Aussi, à tous l'eau en boisson sera nécessaire, saline ou sulfureuse, selon les cas, selon les tempéraments. Les doses et le mode d'administration devront varier suivant l'âge, l'action à obtenir (laxative ou diurétique) ou les effets à alterner, et surtout devront être surveillés dans leurs résultats et proportionnés au degré de perméabilité rénale et d'hypertrophie prostatique chez les vieillards. Surbordonnée à trop de circonstances accessoires, la dose ne saurait être indiquée ici : elle varie de 1 à 6 verres de 250 grammes et quelquefois plus.

A tous ou presque tous les bains seront utiles. Par leur action calmante et sédative, quand ils sont de courte durée, ils diminuent et suppriment l'éréthisme général, aidés en cela par l'élimination des toxines au moyen de l'eau en boisson. Ils procurent au malade le sommeil nécessaire pour éviter les traumatismes nocturnes, qui, nous le savons, sont fréquents, et au moyen desquels certains prurigineux obtiennent un repos relatif, par un épuisement nerveux, lequel succède à un ébranlement considérable obtenu par un grattage énergique quelquefois inconscient, d'autre fois volontaire.

Ces bains sont frais ou tempérés et nous avons déjà vu que leur température exacte thermométrique ne peut être fixée d'avance. Leur durée, leur répétition sont aussi soumises à un certain nombre de circonstances personnelles, car la durée de l'effet calmant varie avec chacun, et nous savons aussi qu'une répétition trop rapprochée, sans repos ou intervalles suffisants, peut détruire leur effet sédatif ou le diminuer. C'est souvent affaire de tâtonnements et surtout de diagnostic et d'expérience.

Il en est de même pour le traitement local hydrominéral. Non seulement il ne peut être le même pour un eczéma chronique à poussées aiguës successives ou subintrantes, en général très prurigineux, pour un eczéma sec à prurit moyen, pour un eczéma lichénifié où le prurit est souvent continu incessant, mais encore il faudra tenir compte de l'état d'hyperémie cutanée, de l'œdème ou de l'infiltration du derme qui peut être induré, comme sclérosé. Nous savons que ces divers symptômes objectifs peuvent se combiner de diverses façons et nécessiter les uns un effet franchement calmant, lénitif, émollient, d'autres une excitation passagère, une révulsion, une substitution, sans aller toutefois jusqu'à la poussée reconnue inutile. C'est alors qu'on fait usage, en dehors du bain, des pulvérisations, lotions, douches locales et générales, de pansements bien faits, de poudres inertes, quelquefois de pommades, d'antiprurigineux. Mais ces pratiques seront limitées à l'absolue nécessité, pour permettre au traitement interne de produire ses premiers effets curatifs, et il est préférable d'insister alors sur les effets laxatifs ou diurétiques des eaux.

Les pulvérations seront surtout employées pour les eczémas secs et les eczémas lichénifiés de préférence, qui reposent sur un derme très infiltré ou sclérosé. Par une excitation passagère, elles modifient avantageusement la circulation cutanée, et la nutrition de la peau, lui fournissant une sorte d'activité réparatrice; on peut leur adjoindre les lotions chaudes ou tièdes, selon les cas, mais avec précautions.

Les douches générales tièdes seront souvent très utiles

pour calmer les grands prurits, comme cela se produit dans les lichens (Dr Jacquet).

Quant au siège de l'eczéma, il donne lieu en général à peu d'indications spéciales qui ne soient déjà d'un usage courant. La plupart du temps ce sont des lavages, des irrigations, des lotions, et surtout des applications ou pansements bien faits. Cela suffira pour éviter, par exemple, les contacts des surfaces suintantes des plis, l'accumulation des sérosités dans les cavités (oreilles). Cependant dans l'eczéma pilaire, et en particulier du cuir chevelu, chez les femmes, qui ne font pas volontiers le sacrifice de leur chevelure, il faudra maintenir les soins de propreté par de l'huile salicylée, etc., et éviter le plus souvent de la tremper dans l'eau du bain, qui maintient trop longtemps les cheveux humides, lesquels peuvent constituer un pansement contre-indiqué et aller à l'encontre des soins de propreté nécessaires.

Ce qui modifie le plus la formule du traitement, c'est l'âge et la constitution du malade, la coexistence d'autres manifestations viscérales.

En effet, chacun sait qu'à la suite d'un certain nombre de bains consécutifs, les adultes mêmes éprouvent une certaine lassitude, une sorte de courbature. Chez les vieillards et les enfants, cet affaiblissement sera encore plus marqué : le traitement devra donc être ménager de leurs forces aux dépens même de l'éruption, et c'est pour cela qu'ils ne prennent en général les bains que par séries de 3, 4 ou 5, avec des intervalles de repos.

Les vieillards sont, en outre, plus exposés que d'autres à des accidents dits de métastase, dont nous avons déjà parlé au sujet des indications du traitement. Ces accidents peuvent se produire à la suite de la disparition brusque de l'éruption cutanée, et aussi pendant son amélioration (Deligny). C'est tantôt la réapparition de lésions pulmonaires : asthme, emphysème, bronchite, dyspnée; tantôt des phénomènes de congestion des centres nerveux. Il y aura donc lieu dans ce cas de retarder même l'effet curatif des eaux, et de faire de la révulsion par l'intestin ou toute autre.

La constitution implique aussi des indications spéciales dans le traitement. Si les pléthoriques, les nerveux sont améliorés par le traitement thermominéral, alcalin, les lymphatiques, les enfants surtout, trouvent dans la source sulfureuse du Torrent un médication appropriée, soit en bains et applications, soit en boisson à dose alternante de 2, 3, 4 demi-verres par jour. Mais en aucun cas, sous peine d'aggravation, l'eau sulfureuse ne devra faire le fond du traitement tant que la lésion cutanée présentera une inflammation appréciable.

Enfin, s'il existe à côté de l'eczéma des manifestations viscérales importantes, elles devront être l'objet d'une attention soutenue, de modifications appropriées dans la formule du traitement, de soins spéciaux.

Durée de la cure. — La durée de la cure ne peut être précisée ni uniforme : c'est affaire individuelle. L'eczéma, affection essentiellement récidivante, demande pour disparaître ou blanchir un traitement dont la longueur varie suivant la gravité des lésions, suivant leur ancienneté. Le chiffre conventionnel de 21 jours, adopté par la coutume thermale, ne peut être justifiée par aucune raison médicale. S'il est suffisant parfois, souvent il est trop court, et nous nous sommes déjà expliqué à cet égard en parlant des effets consécutifs de la cure, de ce que l'on a appelé les effets continuateurs, qui eussent été encore bien plus accusés si une cure plus prolongée avait donné une amélioration plus profonde de l'état général. En tous cas, il n'est pas inutile de rappeler que c'est le traitement interne plus particulièrement qui agit sur la prédisposition et l'état général, et que dans bien des cas il y aurait lieu de le continuer à domicile, après le retour chez soi, au moyen de l'eau de la source Gontard transportée. Nous avons toujours constaté qu'elle se conserve très bien et est même agréable à prendre le matin à jeun, soit froide, soit réchauffée au bain-marie.

Déjà beaucoup de baigneurs, sur nos conseils, en ont fait usage avec le plus grand profit.

Eléments adjuvants de la cure. — A côté de ce traitement thermo-minéral des eczémateux, il existe au Fayet-Saint-Gervais des éléments adjuvants dont l'efficacité ne saurait être mis en doute, et que nous ne ferons que signaler ici, nous proposant d'y revenir plus tard et ailleurs. Ce sont les éléments de l'hygiène thermale.

Les unes sont inhérents à la station elle-même; l'air pur des montagnes couvertes de forêts de sapins, le calme de l'atmosphère, l'altitude (630 et 850 mètres), constituent un élément dont l'action sédative et reconstituante vient corroborer les effets thermo-minéraux. Les exercices, la marche, les promenades variées, de merveilleuses excursions, la beauté grandiose de la nature s'étendant des cimes neigeuses de la grande chaîne du Mont-Blanc aux riants et verdoyants coteaux de la plaine de l'Arve, donnent à l'esprit, en perpétuelle contemplation, le calme nécessaire pour s'abstraire des vicissitudes de l'existence moderne.

Les autres, dépendants de l'exploitation de la station, s'améliorent déjà toutes les années et se perfectionneront d'autant mieux que les conseils médicaux seront plus écoutés. Ces éléments concernant l'habitation, l'alimentation (et j'y comprends la surveillance des tables d'hôtes des hôtels), les exercices, l'hydrothérapie, les distractions nécessaires à un séjour de montagne.

V

Conclusion. — La spécialisation de la station thermo-minérale du Fayet-Saint-Gervais (Haute-Savoie), pour le traitement des eczémateux, est bien justifiée. Ils y trouvent les conditions les plus favorables de guérison, tant au point de vue de la lésion cutanée elle-même que des causes générales : diathèse, vices de nutrition, irritabilité nerveuse, qui leur ont donné une fâcheuse prédisposition, et à l'éclosion et à l'entretien de leurs misères.

Depuis que le chemin de fer dépose les voyageurs à la station du Fayet-Saint-Gervais, distante de deux cents mètres de la porte de l'établissement, les baigneurs ne peuvent plus invoquer les longueurs et les fatigues du voyage. Cette station est le point terminus actuel de la grande ligne conduisant à Chamonix, distant de 19 kilomètres, et que fréquentent annuellement plus de 80 mille touristes, par le chemin de fer électrique du Fayet à Argentières.

D'autre part, les plus louables efforts sont faits tant par la Compagnie qui exploite les eaux que par les habitants, pour fournir aux baigneurs le confort nécessaire. De nouveaux hôtels ont été construits, d'autres sont en voie de construction.

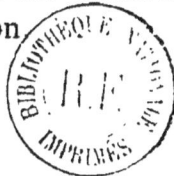

Bar-s-Aube, imp. A. LEBOIS & ses Fils

www.ingramcontent.com/pod-product-compliance
Lightning Source LLC
Chambersburg PA
CBHW070714210326
41520CB00016B/4334